Reflexões Ausentes

Editora Appris Ltda.
1.ª Edição - Copyright© 2022 do autor
Direitos de Edição Reservados à Editora Appris Ltda.

Nenhuma parte desta obra poderá ser utilizada indevidamente, sem estar de acordo com a Lei nº 9.610/98. Se incorreções forem encontradas, serão de exclusiva responsabilidade de seus organizadores. Foi realizado o Depósito Legal na Fundação Biblioteca Nacional, de acordo com as Leis nos 10.994, de 14/12/2004, e 12.192, de 14/01/2010.

Catalogação na Fonte
Elaborado por: Josefina A. S. Guedes
Bibliotecária CRB 9/870

D775r 2022	Drevek, Ronaldo Marafon 　　Reflexões ausentes / Ronaldo Marafon Drevek. - 1. ed. - Curitiba: Appris, 2022. 　　164 p. : il. ; 23 cm. 　　ISBN 978-65-250-3223-8 　　1. Ficção brasileira – Antologia. I. Título. 　　　　　　　　　　　　　　　　　　　　　　　　　CDD – 869.08

Editora e Livraria Appris Ltda.
Av. Manoel Ribas, 2265 – Mercês
Curitiba/PR – CEP: 80810-002
Tel. (41) 3156 - 4731
www.editoraappris.com.br

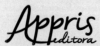

Printed in Brazil
Impresso no Brasil

Ronaldo Marafon Drevek

REFLEXÕES AUSENTES

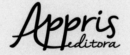

FICHA TÉCNICA

EDITORIAL	Augusto V. de A. Coelho
	Marli Caetano
	Sara C. de Andrade Coelho
COMITÊ EDITORIAL	Andréa Barbosa Gouveia (UFPR)
	Jacques de Lima Ferreira (UP)
	Marilda Aparecida Behrens (PUCPR)
	Ana El Achkar (UNIVERSO/RJ)
	Conrado Moreira Mendes (PUC-MG)
	Eliete Correia dos Santos (UEPB)
	Fabiano Santos (UERJ/IESP)
	Francinete Fernandes de Sousa (UEPB)
	Francisco Carlos Duarte (PUCPR)
	Francisco de Assis (Fiam-Faam, SP, Brasil)
	Juliana Reichert Assunção Tonelli (UEL)
	Maria Aparecida Barbosa (USP)
	Maria Helena Zamora (PUC-Rio)
	Maria Margarida de Andrade (Umack)
	Roque Ismael da Costa Güllich (UFFS)
	Toni Reis (UFPR)
	Valdomiro de Oliveira (UFPR)
	Valério Brusamolin (IFPR)
SUPERVISOR DA PRODUÇÃO	Renata Cristina Lopes Miccelli
ASSESSORIA EDITORIAL	Manuella Marquetti
REVISÃO	Stephanie Ferreira Lima
PRODUÇÃO EDITORIAL	William Rodrigues
DIAGRAMAÇÃO	Jhonny Alves dos Reis
CAPA	Sheila Alves
COMUNICAÇÃO	Carlos Eduardo Pereira
	Karla Pipolo Olegário
	Kananda Maria Costa Ferreira
	Cristiane Santos Gomes
LANÇAMENTOS E EVENTOS	Sara B. Santos Ribeiro Alves
LIVRARIAS	Estevão Misael
	Mateus Mariano Bandeira
GERÊNCIA DE FINANÇAS	Selma Maria Fernandes do Valle

Na tentativa cobiçada do café amargo ao pó de arroz, sentia a luz chegar cada vez mais alta e eu ainda deitado em cama lenta encontrava-me pensando na mata, no mar e em você, sem esquecer dele, claro, que ao lado me chamava para a alvorada que lhe cobiçava um pouco mais de vida e que vida, vida de cachorro.

Ao meu eterno companheiro Sullivan, as noites sem sono e a elas, as "minhas" inspirações ausentes.

Eu estava deitado na cama a noite e disse: "Eu vou desistir, pro inferno com isso!". E outra voz em mim dizia: "Não desista! Salve uma pequena brasa, uma faísca. E nunca dê essa faísca, pois enquanto você a tiver, sempre poderá começar uma chama maior.

(Charles Bukowski)

PREFÁCIO 1

Perdoe a simplicidade e a falta de jeito com a escrita. Ainda que eu pudesse deixar aqui as mais belas palavras, não poderia me expressar, mais ou melhor do que em uma fotografia. A vida se faz na luz e na ausência dela, em qual passamos mais tempo? Misturar-nos às sombras, dançar com o silêncio, provar o gosto amargo da solidão, fazer as pazes com os fantasmas, para só então, depois de muito pensar, vislumbrar a luz. No desafio de dar forma às reflexões ausentes, tornei-me parte: em luz e sombra, de corpo e alma, de carne e osso.

Deixo a vocês não só fotografias, mas parte do que sou, como criador e criatura unidos a um único objetivo, deixar-te livre para sentir.

Leila Lancoski Santa Clara
Fotógrafa e modelo de "Reflexões Ausentes"

PREFÁCIO 2

Aquele que escreve coleta muito de si e se perde em uma combinação premeditada com o que é observado do mundo, da vida e do outro. Ser convidada a escrever este prefácio me remete não apenas a esta obra, mas também às inúmeras reflexões que ela nos permite empreender, aprofundando-nos em nossas experiências e expectativas de vida. Ao ler estas reflexões escritas pelo Ronaldo e me aprofundar nas intenções implícitas propostas a cada nova página, consigo, a exemplo de minha escrita atual, condensar em algumas notas a inquietude presente nos personagens que cederam voz a este livro e o dinamismo das relações que se estabelecem entre ambos. Contudo, estas notas são uma pretensa forma de apreender a essência dos personagens que se esquivam por entre as sombras do dito e do não mencionado e que firmam sua existência naquilo que deles se presume.

Nota sobre ela

Nem boa nem má, apenas versões angelicais e demoníacas dela mesma. Ela o dominava, mas não na intenção de fazer morada. Nela, tudo se fez breve e na fugacidade das noites compartilhadas, existia o amanhã em que não se deixava atingir. Talvez, não por maldade, mas por descuido, não o amou nem se entregou como pretendia. Abriu espaço para a dor. Não a sua, mas naquele que fazia dela a companheira de suas madrugadas. Partiu. Tanto o coração dele como para sua nova jornada.

Nota sobre ele

Ele, uma confluência de sentimentos, de amante a desacreditado no amor, perpassa a luz e a escuridão sem se render aos caprichos de uma ou de outra. Por vezes, sucumbe aos abismos que encontra em si, mas retorna, capaz de empreender um novo começo. Das sombras, retorna resoluto, permitindo-se ser um novo homem, deixando à margem aquele que outrora entregou-se aos desatinos e à frieza da mulher amada.

Adriana Soczek Sampaio
Psicóloga e escritora

SUMÁRIO

I ATO
Induzidos em confetes, desfez-se com pouca água.............................. 12

EPÍLOGO DO ATO.. 32

II ATO
Aperto, passagem.. 33

EPÍLOGO DO ATO.. 62

III ATO
O simples face ao escavado... 63

EPÍLOGO DO ATO.. 139

IV ATO
E o novo amanhecer... 140

EPÍLOGO DO ATO.. 159

RÉPLICA INVÁLIDA... 163

I ATO

Induzidos em confetes, desfez-se com pouca água.

O novo, olhar estúpido!

Em certa estação, cremos que somos pertencedores a um único caminho, um compêndio de experiências vivenciadas ao alvitre minucioso do desejante ser... ter... sentir...

acabamos por perceber que olhar pra frente pode nos livrar das sombras que nos conduz ao abismo...

E é nesse momento que uma nova opção encarnada em virtudes suspeitas, contradiz minhas expectativas exatas de controlar as atitudes mais insanas ou irracionais...

E aqui vamos nós, mergulhar nas entranhas que outrora me conduziste ao pavor do completo vazio, mas isso ao findar porque no início...

Basear-me-ei a partir de hoje nos pontos sem nó, nas linhas não retas e nas palavras incertas que ousarei escrever... porque a magia está na chegada e não na partida!

Eis que apresenta-se em luz e sombra, misteriosamente reluz em ti ocultos desejos. Duas faces.

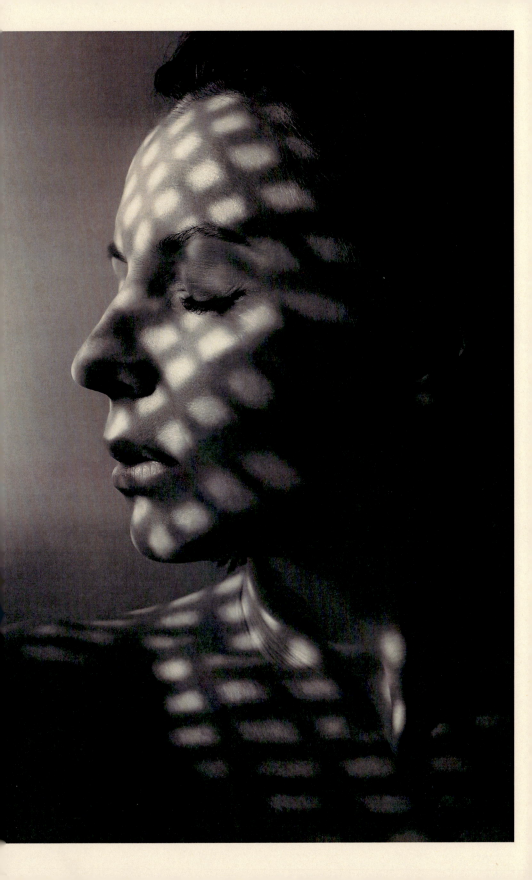

Apaixona-se pelo que os olhos veem e amas pelo que o coração sente.
Abstraia-se.

Você seminua e eu com todos os botões da camisa intactos.
Nascimento e morte.

Arrebatado me sinto por ti um pouco por dia, mas só quando respiro e repito a experimentá-la.

Das razões ilógicas, você foi a mais notável. Efêmera.

Não tenho nada nesta vida, que me ache foda demais! A não ser o fato de me achar em você.

Desprendia-me da Lua do nascer ao pôr do Sol. Nas noites, ela me consumia.

Procrastinaria tu o nu por um momento ou por obviedade
do pecado induzido?
Tolos inutilizados somos.

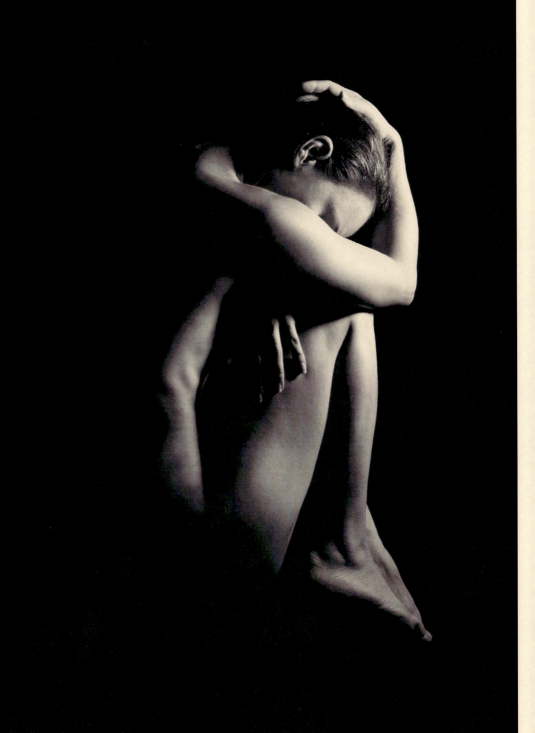

Ouvir a voz da razão faz mais sentido, já que teus desejos me aproprias em desalinho.

Olhar para dentro me confunde, sabedor da distância que possuo entre o sentir e o deixar ir.

Razão, tão clara razão.

Saciando algo mais forte para tapear a dor, só me veio você.
Causa, efeito e cura.

Nunca diagnosticado, porém sentenciado a senti-la!
Que razão terei em procurar a cura? Ou a absolvição?

Quem não conhece o tempero não sabe o gosto que tem.
Não subestime simples hastes nem empodere vistosos caules.

Nunca é tarde a despedida, ainda que seja noite demais. Incorro.

Nota sobre ela

Desprovida de sentimentos, escolheu possuir... e foi assim que fiquei sem alma.

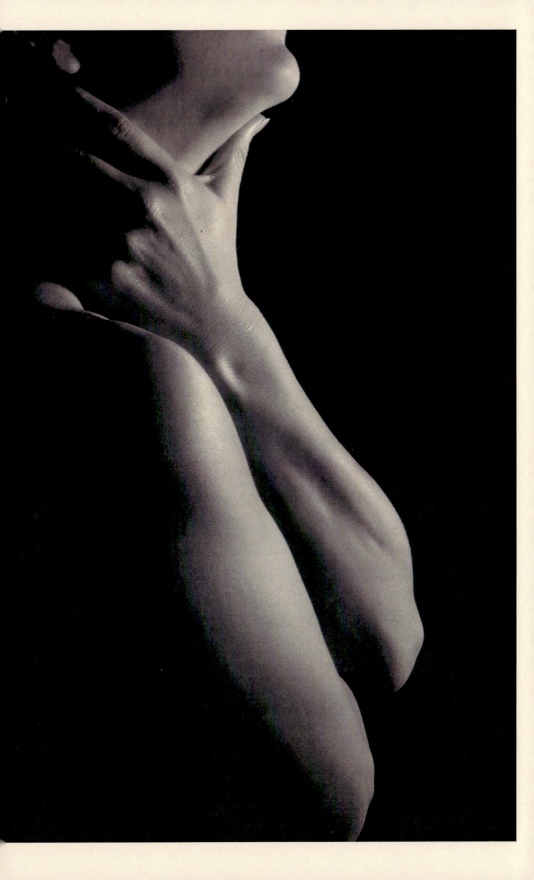

EPÍLOGO DO ATO

Quem dera eu pudesse, como Ícaro, construir minhas próprias asas e
te acompanhar nesse voo livre.

II ATO

Aperto, passagem.

... por obra ou maldição uma nova direção se apresentara,
outra estrada, e essa não parecia com nada desse mundo, nada jamais visto
ou sentido... como se meu coração pudesse literalmente explodir a qualquer
momento, e eu ali sem a mínima aptidão em me defender.

Mas não posso dizer que não queria tentar arriscar morrer,
porque era, sim,
mais tentador que qualquer dor que pudesse me convencer do contrário.

Logo, miragem ou predestinação?

Sonhos aqui de uma vida de colibri louco pelo açúcar da boca e o amargo fel
do coração.

E desta feita, concedido-me foi a permissão de ousar,
ainda que desconhecesse o destino a findar me superei a tentar.

Logo no início, ensinou-me que o fruto proibido, talvez, até possa ser
devorado, mas o preço será cobrado no arrepender-se desprovido, do tudo
e do nada.

E assim fui eu, sem amarras, armas ou direção, apenas sentindo e entrando
nessa estrada que me devorava e devorava e devorava....

e me ofertava prazeres e emoção, mas com a condição em que a
responsabilidade era só minha, sem mais, sem menos, sem mas.

Todos somos sóbrios... até acordarmos!

As mudanças podem significar olhares diferentes desde o ponto de partida, visto as circunstâncias aliadas às opções... Tendo ou não, o que existe nos alcança quando o coração está inquieto? Olhares perpendiculares ao ego.

Assim, tomo-me a cada dia, desapegos a alma alheia... com cuidado para que o frio na barriga não suba e esfrie o coração, portanto, declaro-me suspeito até o fim.

Amarrar-me ao aroma cítrico de um destilado, talvez, conduzisse-me ao esquecimento, mas pobre ainda mais seria ao saber que acordaria com o mesmo peso, só que agora com o gosto amargo, também na boca!

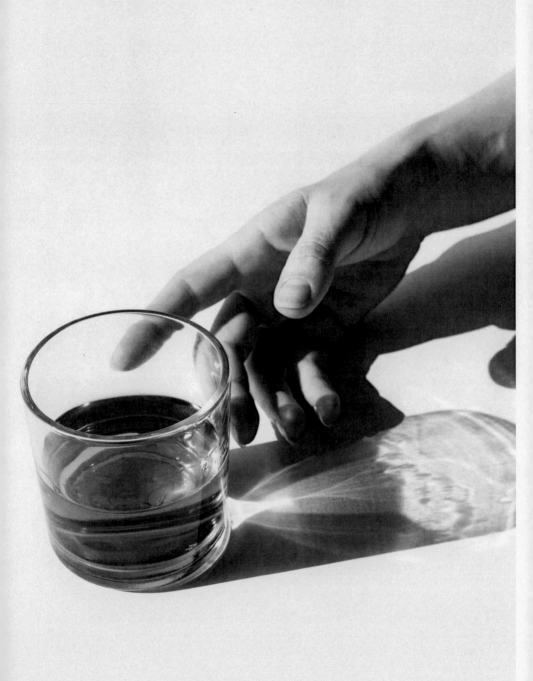

Esperanças vazias jogadas ao acaso da sorte.
Embriaga a alma, corrompe os fortes. O que sobra?

A aparência nada mais é que uma conexão ao ego, logo, evoluir-se condiz em separar o lixo e eludir o luxo.

Nossas mentes levianas mentem o tempo todo, em que vamos
acreditar?

Reflexões Ausentes

Até ao entardecer novas revelações... e minhas muralhas cada vez mais intransponíveis.

Entre o belo e o veneno, falsos prazeres dor presente. Causas.

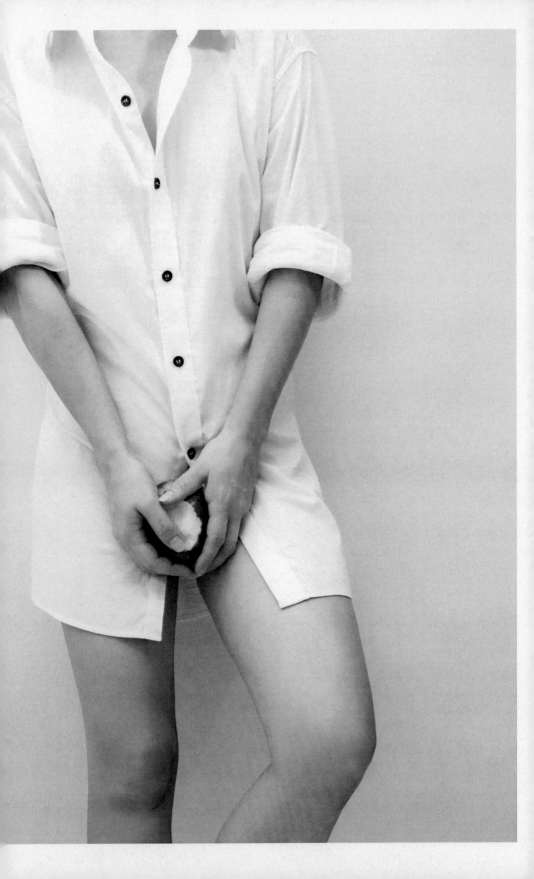

Ser vazio por opção, conceito. Ser vazio por circunstâncias, escavado.
Defina-se.

Se nada temos ou somos na perspectiva do ser passageiro, logo, possuir será uma condição sórdida em mentir sobre nós mesmos.

Acho que é um pouco disso que passamos nos dias de chuva...
vontade de sair de casa com o receio da
lembrança do frio da roupa molhada ao corpo... o que nos prende nos
traduz em apenas... desejos.

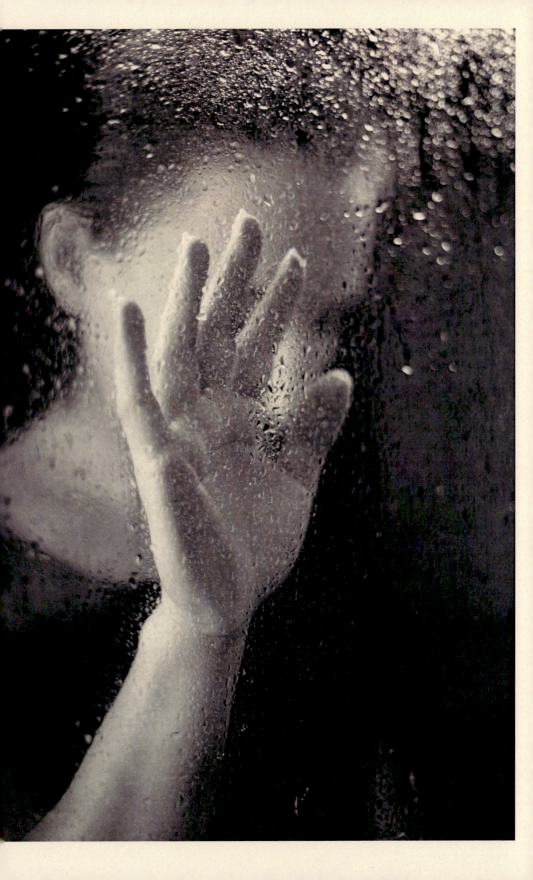

Quantas loucuras reprimidas esquecidas nos sonhos não realizados temos em comum? Destilados os venenos, somos iguais... eu e você!

Acordas com tapa na cara e dorme com soco no estômago. A doce rotina da desilusão.

Pelo que te tornas ou sempre fores, distancio-me lentamente. Invisual.

A distância entre o belo e o desprezível está a meio passo, ao passo que te conheço melhor.

Enveredado por esforços inúteis atendia seus caprichos, até a chegada do próximo avassalado, mas não no ato.

Então, tu... causas-me uma enxurrada de sentimentos, entre eles, uma paixão em não te querer mais.

De todos não somente eu escrevera, mas também quem não ousou retê-la em linhas. Mesmo que tortas, mesmo que não as mereça.

Reflexões Ausentes

Quando eras devotada não tinhas pudor em me conceber entre, mas depois de emancipada fiquei sendo um mal pretendente.

Bom era quando era bom, sei lá, passou, restei, restou, gastei gastou...
jurei, você não.

Minhas particularidades cômicas tendem mais para o trágico, uma vez que me pego pensando em ti.

A sanidade me surpreende ao passo que tento entender os sóbrios.

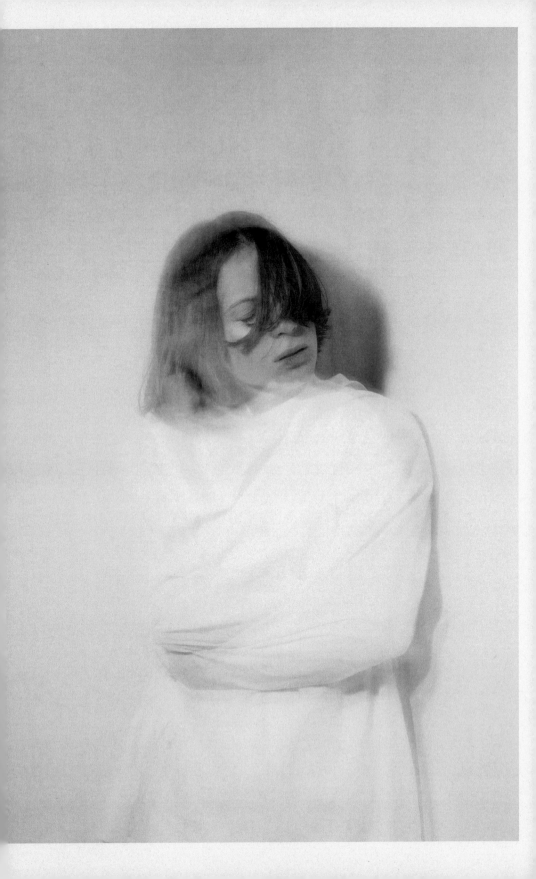

Experimentado constantemente pelas mazelas das almas frívolas,
hesitava entendimento e paciência. Não evoluído, parti.

Você me perdeu e eu não estou nem aqui, nem ali, nem aí.

EPÍLOGO DO ATO

Quem dera eu pudesse, como Ícaro, construir minhas próprias asas
e te acompanhar nesse voo livre, porém, sem saber se voaria com um
anjo ou demônio, visto que os dois possuem asas.

III ATO

O simples face ao escavado.

... no perceber da grandeza dessa estrada, senti-me pouco, mas, ao me deparar em seus braços, logo a condição de não ser um sonho abriria a possibilidade insana de percorrê-la até o fim dos meus dias, bastava apenas entender que os desejos não são iguais (exceto os da carne).

Quanto mais adentrava, mais a admirava e mais distante ficava o caminho da volta.

E nesse contexto sórdido de inconsequência, ousei apenas olhar para frente, despir-me de tudo... galhos secos foram caindo, e mergulhando nessa direção, embriaguei-me na mão suave que me conduzia e puxava meus braços em direção ao desconhecido, mas confiava como se minha vida não a mim, mais a pertencia.

Defini-la não era uma possibilidade, ela não se explica... não se conjuga... não há nada que possa a limitar como beleza ou sabedoria, ela simplesmente é.

Dizem que o buraco negro é a explosão da própria criação! Mas também o maior devorador...

talvez, assim seja ela... sua melhor definição, intensa e devoradora.

E assim me senti tragado, sem condições de me reconstruir, porque todos os meus pedaços foram espalhados em seu tempo, dessa vez, paralisados e logo, logo não tinha nada!

E fim.

O que nele era prosa, nela nada era. Só poesia barata.

Crie expectativas no amor e serás traio pelo próprio.

Enfeitiçado pelo toque que outrora me consumias em tuas curvas
e carícias, caminhava eu rumo ao desconhecido,
hoje encontrado abismo.

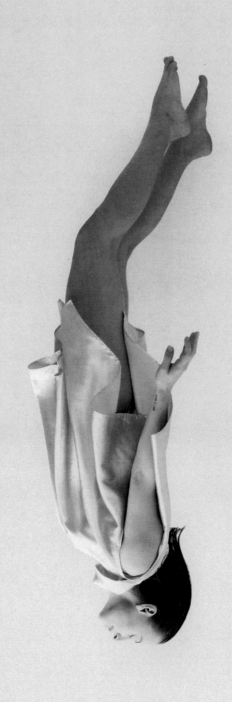

Do que foi nada sobrou, apenas sacolas vazias que outrora carregava consumos alheios à alma.

Reflexões Ausentes

Na sombra, remexerei meu passado, na vã tentativa em desapegar-me de ti.

Dei-me tempo demais ao teu lado e no fim me surpreendi, encontrei tudo-nada.

E de repente tudo se fez caos, culpa dos olhos embriagados
demasiadamente ofuscados pelo reluzir que jamais foi ouro.
Sinais, benditos sinais. Tolo.

Frio não é apenas a consequência da falta de calor, mas de empatia, principalmente pelo que causas.

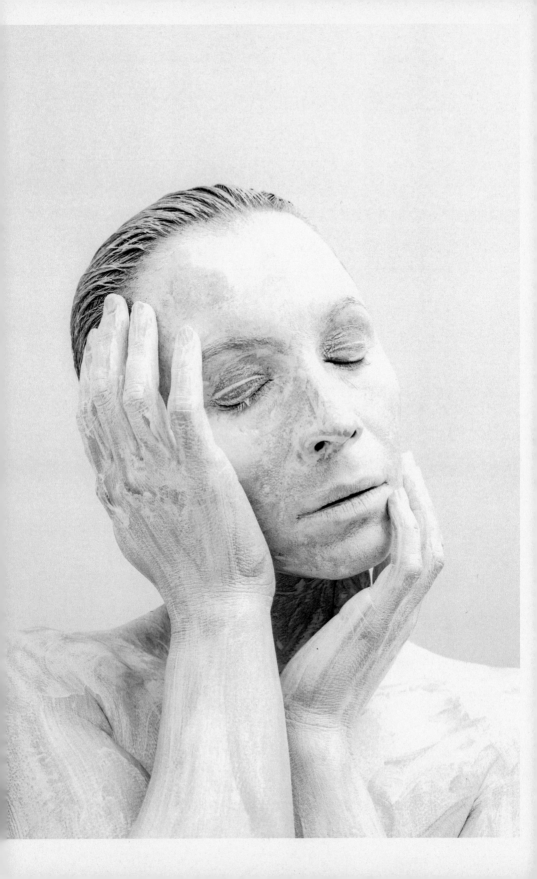

Perdemos o medo do escuro, perdemos o medo, perdemos tudo.

Reflexões Ausentes

Dizes, demoniza-me... Qual, então, sua melhor definição?
Caberá no disco de bolso do Pasquim?

Paramos quando nos pegamos, mais trágicos que cômicos.

Hoje, não temos mais Lua nem estrelas... outrora aquilo que se fez novo virou poeira.

Calar-se é uma honra frente ao cinismo que me constrói.

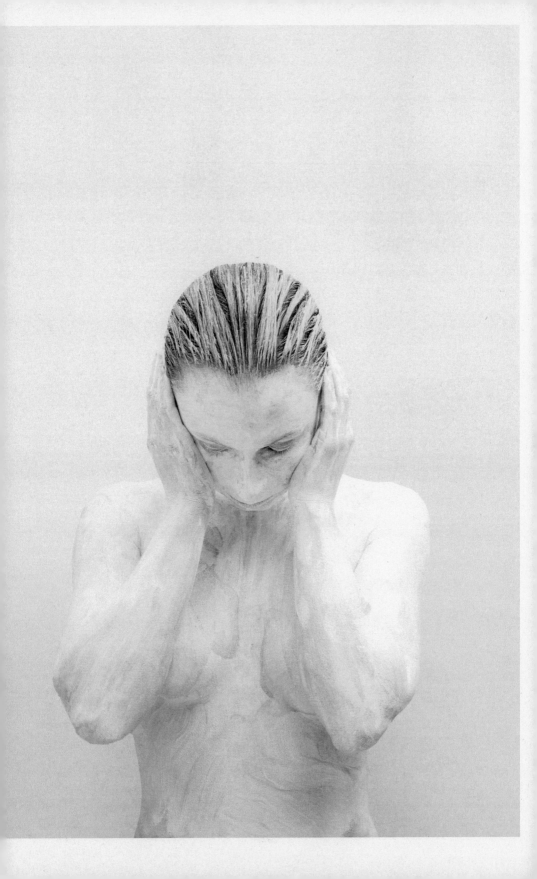

A pior maldade é aquela que vem acompanhada de falso amor.

Tornei-me aquilo que eu mais temia, uma estatística sua.

Recolher-me ao vazio não é uma opção, talvez, sim, solução para seus problemas.

Toda mudança abrupta vem para nos tirar ou lançar ao caos,
subitamente noto em você polos glaciais.

Desenhas-me tão mal, que, às vezes, sinto-me um espelho seu.

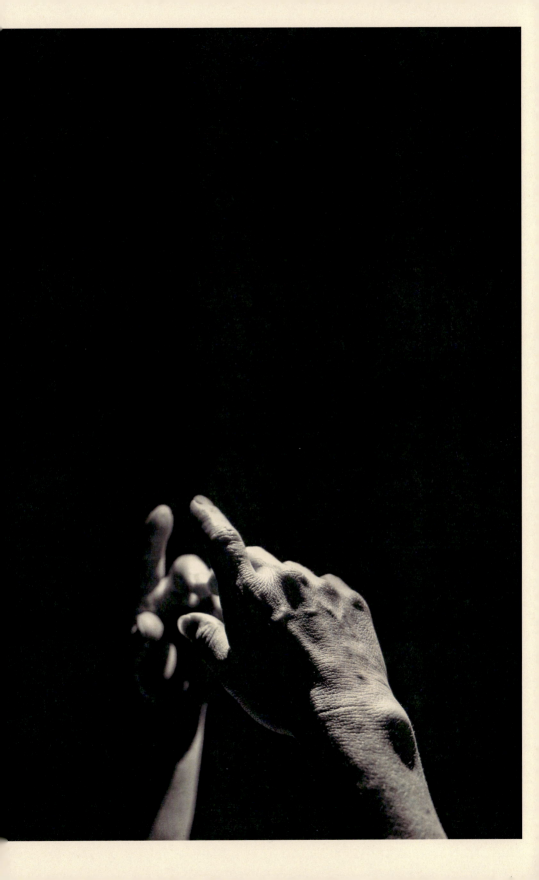

Entre a Lua e a serpente, decido-me à segunda, flertei com a primeira e ainda estou vivo... mas sem ela.

Reflexões Ausentes

O que me tirava o chão em você me surpreendeu em ser simples demais, no fim. Decepções.

Ser enganado estará sempre a um passo de descobrir que iludido mesmo... estava você sobre o outro. E eu aqui te lendo.

Investido de medos e garoas, publico-me inútil ao som do abismo acometido pelos erros abstratos do ridículo pensante, eu.

Hoje, minha alma será alimentada pelo desejo louco de estar longe de ti e um pouco mais perto de mim.

Viu?... transformaste-me também interesseiro.

Findado, mergulharia agora em teus pensamentos, sentiria eu o gosto do desprezo ou o sabor da morte?

Sinto-me completamente iludido, fodido, inútil...
Descabido da condição peculiar de ter sonhado e acordado sóbrio!

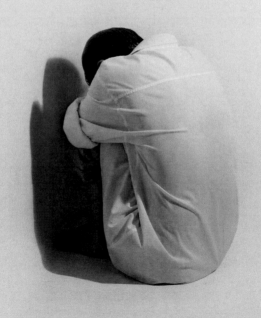

De muitos... provavelmente, a maioria de minha história, esse será mais um final de ano só... eu com minha insanidade vazia e estúpida.

Agora, talvez, mais dito a escassa falta de moral com os anjos ou demônios...

Qual deveremos alimentar?

Regras e dogmas, em qual crença encontrará a paz? Estará no outro ou em você?

Pensamentos em queda livre serão amortecidos por flores de plástico. Atente-se.

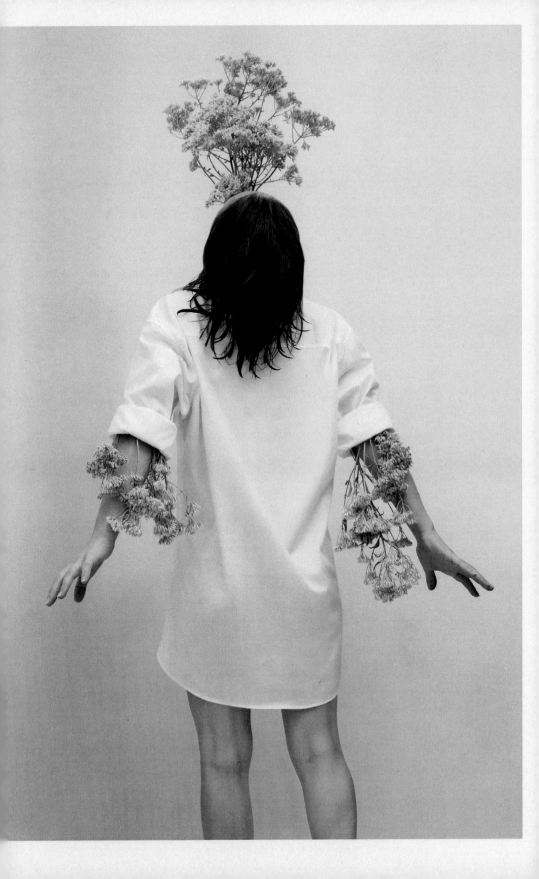

Tira-me de ti, quando lhe convéns, dantes estava ti em mim e te devolvi. Recíprocos.

O que furtou o sono não vale um pó de arroz, preferível as olheiras.

Para quem não vislumbra um destino, um par de asas só servirá de enfeite. Prateleiras de pó.

Reflexões Ausentes

Desgarrado da matilha, vejo-me meio lobo, meio homem, vivendo minha solidão no gelo deste mundo capital.

Transformar-te naquilo que sempre fui pra ti, um qualquer.
Hoje, meu maior desejo.

Apegar-me ao sono profundo seria apenas uma tentativa egoísta e vil em calar a história, ainda que esta não seja a minha.

Quando decrépita ficar a casca, restará apenas almas e sentimentos. Cuidado, ninguém se encanta pelo vazio.

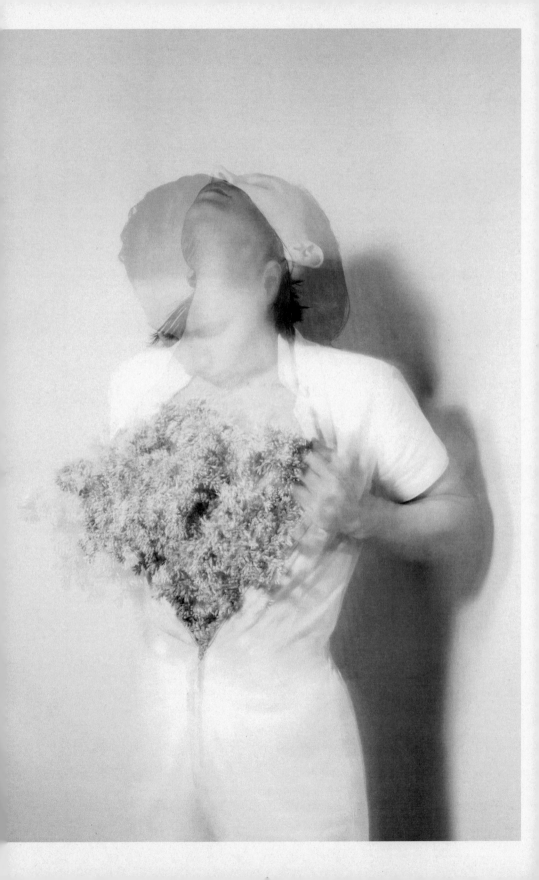

No refúgio dos meus pensamentos, o que me mantêm
vivo... é o medo!

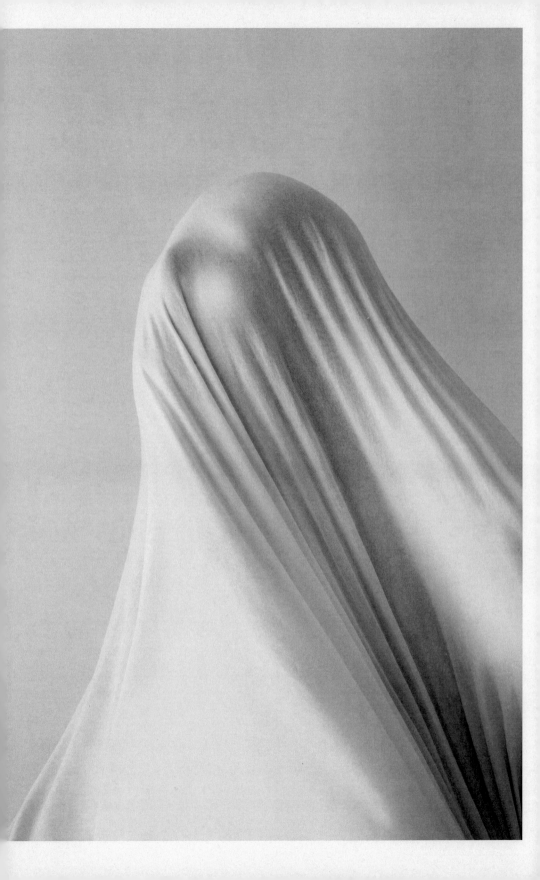

Consolidar-se na dor... é preciso, mas por um curto período, porque a vida custa muito e corre em um piscar de olhos... quando se vê, não temos mais nada do qual nunca nos pertenceu. Estúpidos!

Tomamos em vida o que realmente não nos diz e levamos para a morte o pouco que realmente importou.

A insanidade das pessoas me comove, ao passo que busco uma distância segura.

Na atual conjuntura, vontade mesmo é ficar dormindo!
Juntar-me-ia ao sono dos rebeldes.

A loucura amarga da solidão reluz em tudo que toco, porém, não fujo! Assumo e finjo.

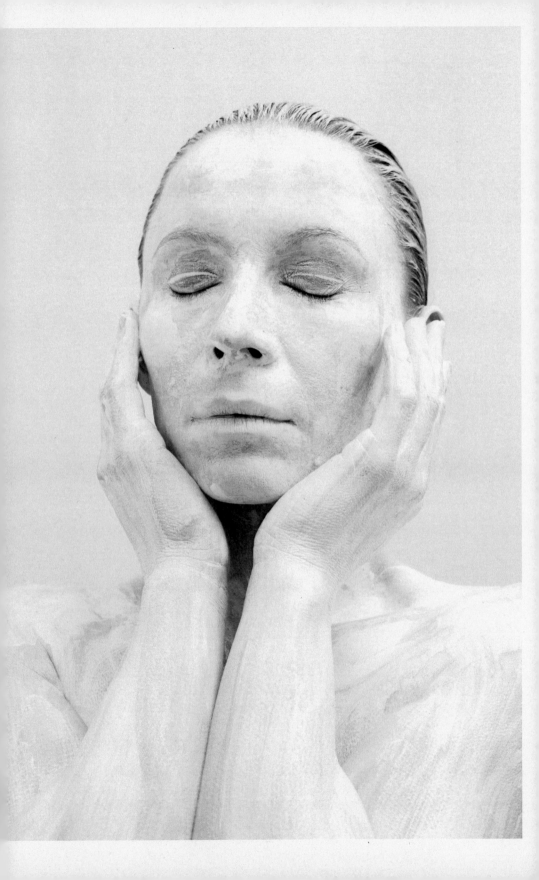

As noites negras na pequena morada me expandem até a chegada anunciada da solidão!

Recebo-a, como sempre, preparado para atravessá-la a madrugada.

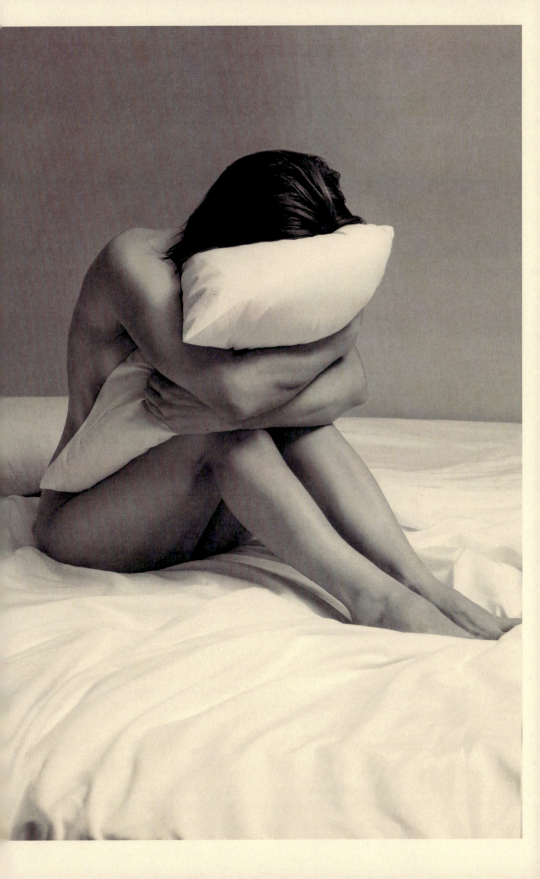

Enlutado ranço pego fácil, em tudo que está meio vivo, meio morto.

Deixaste-me incrédulo do próprio sangue que outrora me circulava de vida e, agora, finda em minha loucura de dor.

Dissabor da alma, desalinho desamor. Dor.

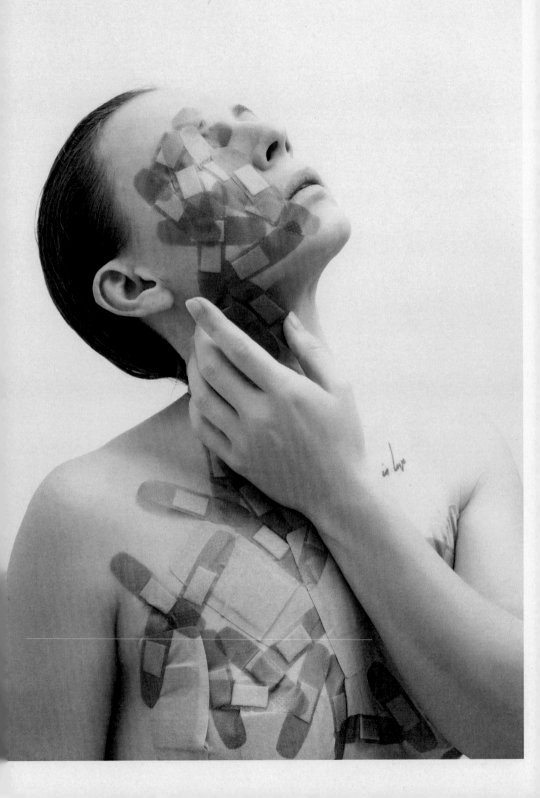

Difícil mesmo é dormir com tantos barulhos, sobretudo quando estão dentro dos pensamentos.

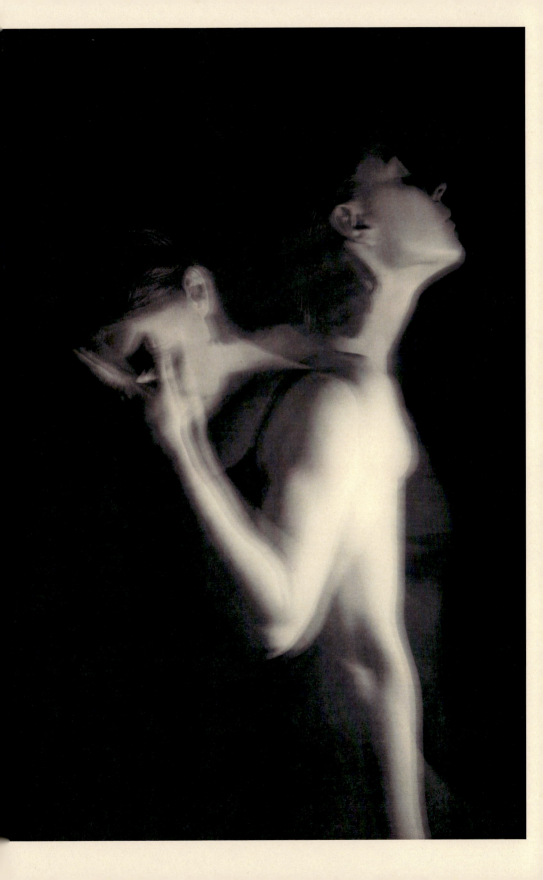

Atravessando a tempestade em solidão, vou conhecendo os abutres.

Preferível 100 anos de solidão que um minuto sendo alimentado como zumbi.

Esperava a dor passar e ela ali me espreitando, para me servir mais uma dose de sofrimento.

Reflexões Ausentes

Ouço estrondos borbulhantes de ondas e espumantes nas mãos de desconhecidos amontoados pelo mesmo propósito de felicitar uns aos outros novos tempos... E nesse alvoroço todo, apenas me pergunto, que faço eu em tal confusão constituída de explosões e areia? Nada, mas, como sou do caos, misturo-me.

Tão perto, tão longe e tão nada... não existe martírio maior.

Reflexões Ausentes

A maior tristeza que lograremos ter é aquela que não poderemos
carregar, porquanto, justifica-se?

No fim, esperamos que a dor passe, que o corpo dê conta, que a esperança volte... assim nos pegamos hoje acordados, sóbrios e sós. Ilusões sem fim.

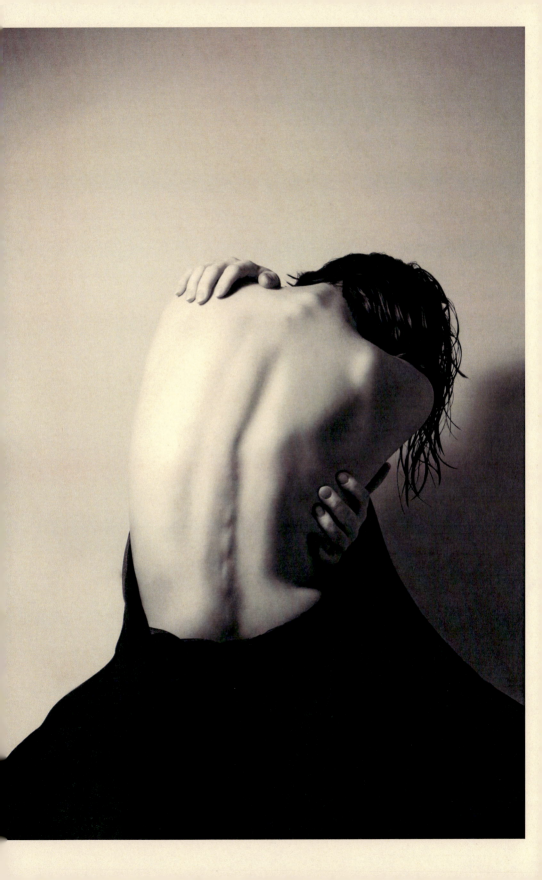

Mesmo que nada vá bem, fingimos ridentes no Natal, doces criações.
Presentes da casa grande.

Resilientes mesmos são os pássaros, que precisam aguentar as balbúrdias dos humanos.

Ninguém será tão mais, nem muito menos, essência temos
para todos os olfatos.

Nota-se os corvos.

Moléstia rouca, sumidouros da alma.
Envaidecidas por costumes, enriquecidas por vaidades.
Misturas desalmadas, amparou-se nas profecias, negações, usurpações.
Faltou conhecimento ou contento, sobrou falecimento.
Sobrou o pouco, restou sós.
Marcas dos tempos atuais dos quais não restarão a saber.

Flores de plástico, muita tinta, nenhuma vida. Preferível a dama da noite.

Que outrora melodia soava, hoje nem rima, nem sentido faz.
Tendencioso evoco agora, *"noturnos de Chopin"*.

Do resto, desvendei-me incapaz de esvaziar-me.

Quer viver de amor? Viva pelo próprio.

No fim, sempre foram os interesses.

EPÍLOGO DO ATO

Quem dera eu pudesse, como Ícaro, construir minhas próprias asas e te acompanhar nesse voo livre, porém, sem saber se voaria com um anjo ou demônio, visto que os dois possuem asas e se completam.

IV ATO

E o novo amanhecer.

... recomeçamos do fim...

Não sabia da dimensão que tinha em minha vida, até consumir-me
por inteiro!

Qual recuperação teremos depois da cura?
Ela existe ou é uma condição definitiva da persuasão alheia?

Reprimir-se ao estar é o mesmo que se afogar na obscura angústia dos sonhos não realizados.

Despindo-me de imaginações infrutíferas, distancio-me do caos.

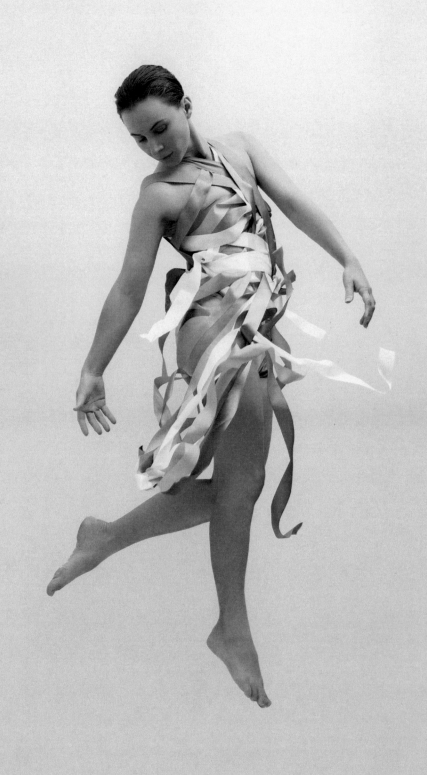

Abandone a ideia de morrer, em vida.

Reflexões Ausentes

Abstenho-me da carne, não da humana, por enquanto.

Quando nada estiver indo bem, olhe para dentro.
Recomeçamos do interior.

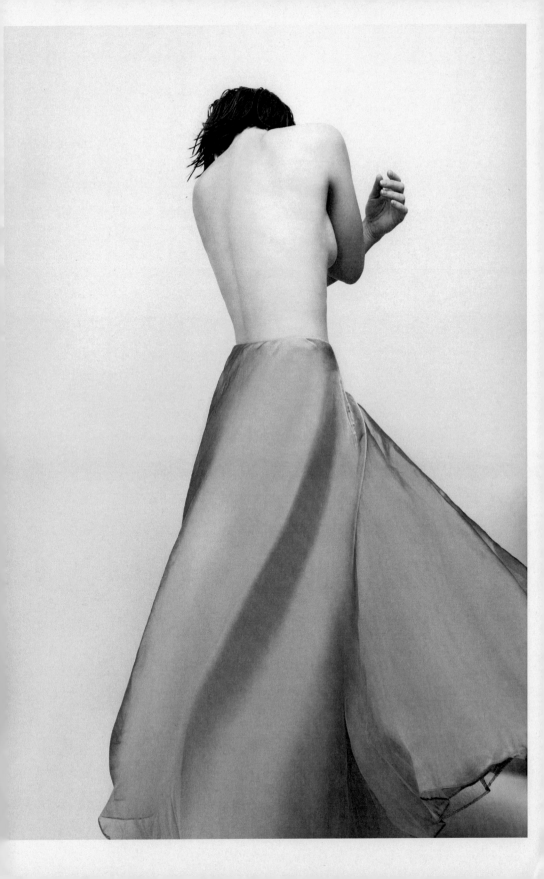

Em certas ocasiões, a escuridão pode clarear mais que a luz.

Reflexões Ausentes

Se tens certeza do prazer momentâneo e do retorno doloroso, então, não vá. Há muitos encantamentos permanentes e prosas duradouras.

Luz própria é uma perspectiva, veja a Lua.

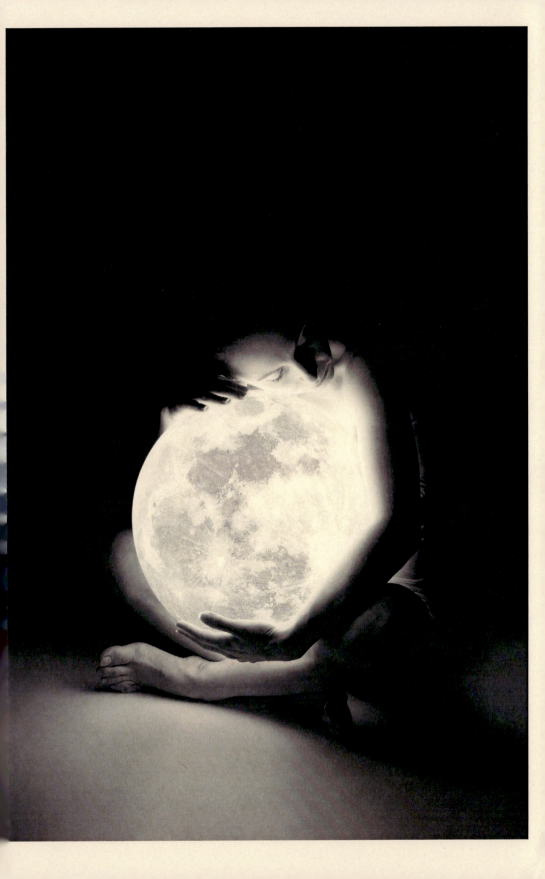

Busca-se, "avulsos"...
Busco amor, mas aceito um café.
Busco o agora, mas aceito um tempo.
Busco aprender, mas não aceito soco no estômago.

Reflexões Ausentes

Em sono profundo, instigado em seus braços ou sóbrio demais, sinto você nos instantes de mansidão necessária a devaneios excêntricos.

No revolto, cultivei meus planos à prova de balas, olvidei as flechas.

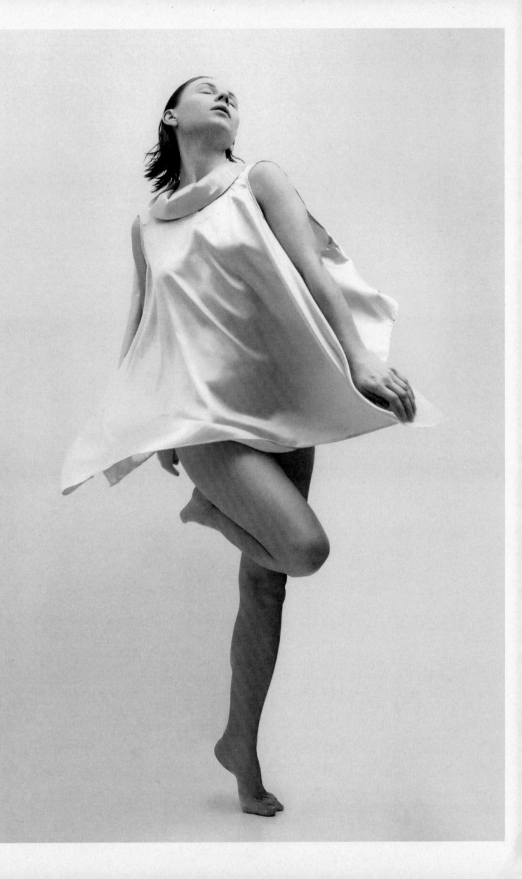

Sua imagem… tão rápida, já não tenho mais. Entretanto, ausentando os olhos da luz por um instante, capaz fui em vislumbrar as gravações primarias depositadas em meu córtex pré-frontal, na verdade, pensara eu que ainda encontravam-se lá, no entanto, descobri que já pertenciam ao hipocampo… na verdade, já tomaram conta mesmo é do coração… visto que as lembranças não são somente das suas racionalidades instigantes, mas das particularidades ofegantes até então, pouco exploradas... droga! Tudo em você reluz encanto.

EPÍLOGO DO ATO

Para noites sem sono, chuva. Anime-se, em temporal tudo passa.

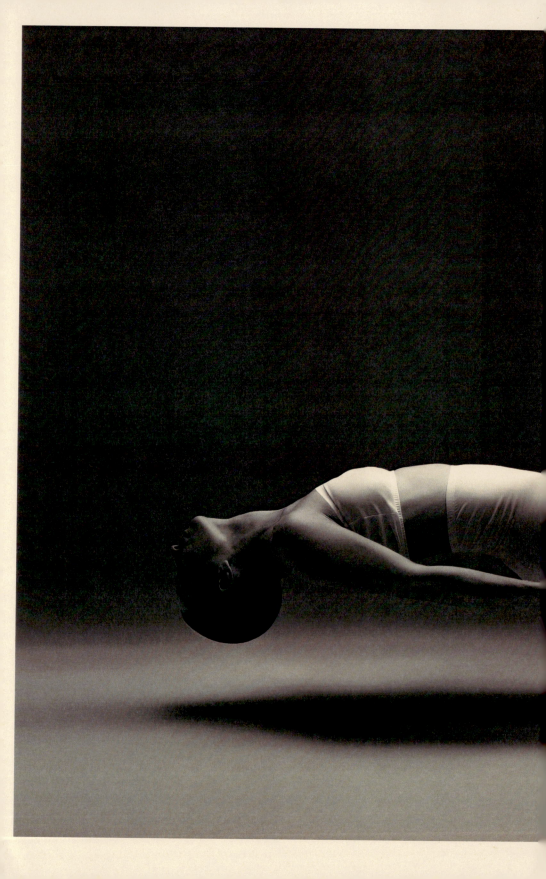

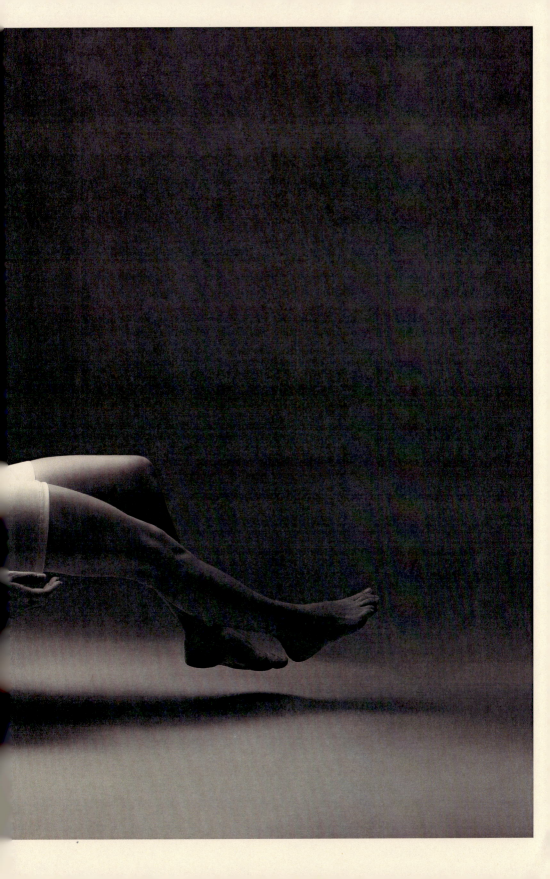

RÉPLICA INVÁLIDA

Palavras carregadas de sentidos exercendo a difícil função de aliviar uma alma inquieta. Fragmentos que exigem a sensibilidade de quem lê para que se alcance a complexidade do que se expressa.

Composições quase em estilo Haicai, contraditoriamente escritas por mãos que são a extensão de uma personalidade imensa e intensa. Onde o que é breve causa espanto, onde não cabem limites, onde se deseja consumir o momento por inteiro, infinitamente.

Quando a vontade extrapola a ação, é preciso derramar a ânsia em expressões grafadas, buscando um sentido que acalente a falta.

Na escrita instável e passional, é permitido que a adoração se revele de mãos dadas com o desejo de destruição.

De sorte que o convite à manifestação representa tanto um sinal do sentimento que ainda pulsa, como uma súplica por reação. Torna-se, então, tarefa árdua fazer inteligível algo que na maior parte do tempo habitou em plano sinestésico.

Desse lado, institui-se um silêncio estrondoso e descompromissado de quem carrega o prestígio e a culpa, ciente de que cada passo invoca o melhor ou o pior do que é reativo. Ainda assim, persiste um impulso de repetição, aguçado por lembranças aprazíveis e pelo cenário desafiador.

No fim, são resquícios de uma erupção de expectativas sustentadas por momentos singulares, a memória mostrando que não é possível interromper o tempo. A experiência da vida é fluida e é preciso desfrutar dos instantes com a intensidade de uma **abelha** operária, que no ímpeto de sobrevivência deixa parte de si, sem medo do seu fim.

Mesmo com o conteúdo denso de tonalidade obscura, há beleza nas expressões, na intensidade das vivências, nas divagações desnorteadas do caos que origina arte e poesia. Há também coragem, muita coragem para tornar declarada sua batalha interna, que dirá para convidar o objeto de contenda para apreciação.

Invariavelmente, será necessário buscar maneiras de lidar com o que não se cala, seja negando, seja resistindo, atacando, escrevendo ou cansado de lutar…. cedendo.

Dado o direito à defesa, dificilmente seria provada em palavras, mas por ironia do acaso ou por inexistência de meios satisfatórios, nesse momento, toda a experiência se traduziu em versos.

Autoria não divulgada